Sirika Bekele Terfassa

Impacto da Mutilação Genital nas Complicações do Nascimento e no Sucesso Académico

Sirika Bekele Terfassa

Impacto da Mutilação Genital nas Complicações do Nascimento e no Sucesso Académico

ScienciaScripts

Imprint
Any brand names and product names mentioned in this book are subject to trademark, brand or patent protection and are trademarks or registered trademarks of their respective holders. The use of brand names, product names, common names, trade names, product descriptions etc. even without a particular marking in this work is in no way to be construed to mean that such names may be regarded as unrestricted in respect of trademark and brand protection legislation and could thus be used by anyone.

Cover image: www.ingimage.com

This book is a translation from the original published under ISBN 978-620-2-19660-4.

Publisher:
Sciencia Scripts
is a trademark of
Dodo Books Indian Ocean Ltd. and OmniScriptum S.R.L publishing group

120 High Road, East Finchley, London, N2 9ED, United Kingdom
Str. Armeneasca 28/1, office 1, Chisinau MD-2012, Republic of Moldova, Europe
Printed at: see last page
ISBN: 978-620-8-02637-0

Índice

MUTILAÇÃO GENITAL FEMININA E COMPLICAÇÕES NO PARTO

Por: Sirika Bekele Terfassa

INTRODUÇÃO

Antecedentes do estudo

A mutilação genital feminina (MGF) é a prática de cortar partes dos órgãos genitais femininos externos. É habitualmente designada por circuncisão feminina por aqueles que a praticam. As três grandes categorias de MGF são: a clitoridectomia, a excisão e a infibulação. A forma mais ligeira de MGF, a clitoridectomia, consiste na remoção da totalidade ou de parte do clítoris. A excisão inclui a remoção do clítoris e o corte dos pequenos lábios (Boddy, 1982).

As mulheres que foram submetidas a mutilação genital feminina (MGF) têm muito mais probabilidades de sentir dificuldades durante o parto e os seus bebés têm mais probabilidades de morrer em consequência desta prática tradicional e macabra, segundo um novo estudo das Nações Unidas divulgado recentemente, que reitera os apelos à abolição total de uma prática que afecta atualmente 100 milhões de pessoas em todo o mundo. A taxa de mortalidade dos bebés durante e imediatamente após o nascimento é também muito mais elevada, atingindo, em alguns casos, cerca de 55%. (Shell-Duncan, 2001).

As complicações congénitas são definidas como anomalias da estrutura, da função ou do metabolismo do corpo que estão presentes à nascença. As complicações congénitas graves são anomalias que conduzem a deficiências físicas ou de desenvolvimento ou que requerem tratamento médico ou cirúrgico. Existem mais de 4.000 complicações congénitas diferentes conhecidas, desde as menores às mais graves, e embora muitas possam ser tratadas ou curadas, são a principal causa de morte no primeiro ano de vida. De acordo com a March of Dimes, cerca de 150.000 bebés nascem com complicações de parto todos os anos nos Estados Unidos (Ehrenreich, 2005).

Cerca de 77 milhões de habitantes da República Federal da Etiópia pertencem a um dos cerca de 80 grupos étnicos diferentes, sendo os principais os Amhara (30%), os Oromo (30%), os Tigrinya (6%) e os Somali (6%). A maioria da população é cristã ortodoxa e um terço é muçulmana. A urbanização é comparativamente baixa (16%), mas está a aumentar rapidamente. A esperança média de vida é de 51 anos para as mulheres e de 49 anos para os homens. Para as raparigas, a idade média de casamento é de 17 anos; a taxa de fertilidade total é de 6,1. Menos de um terço das mulheres adultas (29%) são alfabetizadas, em comparação com 59% dos homens. A falta de direitos fundiários para as mulheres, a legislação discriminatória, a disparidade entre os géneros no trabalho, no acesso à educação e à saúde, bem como a ameaça de práticas tradicionais nocivas (PTE), como a mutilação genital feminina (MGF), são uma expressão da crença generalizada na Etiópia de que as mulheres são inferiores aos homens (Oguntoye, 2008)

Declaração do problema

O Inquérito Demográfico e de Saúde de 2005 (IDS) indica que 74% das raparigas e mulheres em todo o país (Etiópia) foram sujeitas a mutilação genital feminina. A prática é quase universal nas regiões de Somali, Affar e Dire Dawa; em Oromo e Harari, mais de 80% das raparigas e mulheres são afectadas. A MGF é menos frequente nas regiões de Tigray e Gambela, onde 29% e 27%, respetivamente, das raparigas e mulheres são afectadas. Alguns grupos étnicos do sul do país não praticam de todo a MGF. O apoio à prática diminuiu desde 2000: atualmente, 38% das mães de raparigas já fizeram a excisão a pelo menos uma filha, em comparação com 52% em 2000. As mulheres de meios urbanos com um nível de educação mais elevado são as mais dispostas a abandonar a prática.

A prática da MGF é justificada para exercer controlo sobre a alegada sexualidade descontrolada e a natureza emocional das mulheres. Também se diz que há razões higiénicas e estéticas e a necessidade de cumprir a tradição e supostos requisitos religiosos. No entanto, são cada vez mais os líderes religiosos que rejeitam esta prática. A MGF é mantida principalmente devido ao receio de que as raparigas e as suas famílias sejam marginalizadas se se recusarem a cumprir a norma social. O corte é normalmente efectuado por excisadoras tradicionais, em privado, em condições pouco higiénicas e sem alívio da dor. Raramente são os profissionais de saúde formados que efectuam o procedimento. O Governo da República Federal da Etiópia é signatário de várias convenções internacionais sobre a eliminação da discriminação contra as mulheres e as crianças. A sua Constituição prevê os direitos e as liberdades fundamentais do povo e, explicitamente, das mulheres. As políticas em matéria de população e de saúde, bem como a política nacional, sustentam estes direitos das mulheres etíopes. Estas políticas visam melhorar o estatuto social e económico das mulheres, nomeadamente através da eliminação de todas as práticas legais e consuetudinárias, como a MGF, que impedem a participação equitativa das mulheres na sociedade e prejudicam o seu estatuto social. Em 2004, o governo etíope promulgou uma lei contra a MGF, embora ainda não tenham sido instaurados processos judiciais ao abrigo desta lei. Este facto suscitará as seguintes questões de investigação:

1. Qual é a situação da mutilação genital feminina em Fonko Kebele?

2. Qual é o nível de complicações de parto em termos de saúde da mãe em fonko kebele?

3. Que relação existe entre a situação da mutilação genital feminina e as complicações de parto

Objetivo do estudo

O objetivo geral do estudo é analisar a relação entre a mutilação genital feminina e as complicações do parto. Os objectivos específicos foram os seguintes

1. Identificar a situação da mutilação genital feminina em Fonko kebele.

2. Avaliar o nível de complicações do parto em termos de saúde materno-infantil.

3. Analisar a relação existente entre a situação da mutilação genital feminina e as complicações do parto.

Hipótese do estudo

Não existe qualquer relação entre a situação da mutilação genital feminina e as complicações do parto.

Importância do estudo

O resultado contribuirá para descobrir o problema que as mães estão a enfrentar devido às práticas de mutilação e o número de crianças que morreram em resultado do efeito da mutilação genital. Espera-se também que a investigação contribua para as actividades empreendidas pelo governo no sentido de sensibilizar a comunidade para os efeitos da mutilação genital.

Limitações do estudo

O investigador deparou-se com algumas dificuldades financeiras por não ter outra fonte de financiamento. Uma vez que o estudo não tem qualquer fonte de financiamento, o investigador esforçou-se por recolher dados, comunicar com os inquiridos do estudo e redigir ele próprio os projectos e as propostas. Por outro lado, a falta de meios de transporte na zona criou dificuldades adicionais para a realização do estudo; no entanto, o investigador resolveu este problema utilizando outros meios de transporte, como o cavalo.

Delimitação do estudo

Este estudo foi delimitado com o objetivo de analisar a relação entre a situação da mutilação genital feminina e as complicações do parto. O investigador selecionou a área por ter um bom conhecimento da comunidade local e por poder obter facilmente dados relevantes sobre este tópico.

REVISÃO DA LITERATURA RELACIONADA

Mutilação genital feminina

A mutilação genital feminina é o termo utilizado para a remoção de toda ou apenas parte da parte externa dos órgãos genitais femininos.

As mulheres que foram submetidas à forma mais grave de MGF - MGF III, que inclui a excisão de parte ou da totalidade dos genitais externos e a sutura/estreitamento da abertura vaginal - terão, em média, mais 30% de cesarianas do que as que não foram submetidas a qualquer MGF. Da mesma forma, há um aumento de 70% no número de mulheres que sofrem de hemorragia pós-parto nas mulheres com MGF III em comparação com as mulheres sem MGF. Quanto aos recém-nascidos, os investigadores verificaram uma maior necessidade de reanimação naqueles cujas mães tinham tido MGF, 66 por cento mais elevada no caso das mulheres que tinham tido MGF III. A taxa de mortalidade durante e imediatamente após o nascimento é também muito mais elevada para os nascidos de mães com MGF: 15 por cento nas que têm MGF I (excisão do prepúcio, com ou sem excisão de parte ou da totalidade do clítoris); 32 por cento nas que têm MGF II (excisão do clítoris com excisão parcial ou total dos pequenos lábios); e 55 por cento nas que têm MGF III. Estima-se que, no contexto africano, mais 10 a 20 bebés morrem por cada 1.000 partos como resultado desta prática (Althaus, 1997).

Existem três variedades deste procedimento.

cumcisão - consiste na remoção do prepúcio (prega retrátil da pele, ou capuz) e da ponta do clítoris. Sunna em árabe significa "tradição".

. Clitoridectomia - consiste na remoção de todo o clítoris (prepúcio e glândulas) e remoção dos lábios adjacentes (Darugar, 2010),

. Infibulação (circuncisão faraónica) - consiste na realização de uma clitoridectomia (remoção total ou parcial dos pequenos lábios e dos grandes lábios). Este é depois suturado, deixando um orifício aberto para permitir a passagem da urina e do sangue menstrual.

Em África, 85% dos casos de MGF consistem em clitoridectomia e 15% dos casos em infibulação. Nalguns casos, apenas o capuz é removido.

O efeito secundário da MGF

A idade em que o procedimento é efectuado varia desde logo após o nascimento até algum tempo durante a primeira gravidez, mas a maioria dos casos ocorre entre os quatro e os oito anos de idade. Na maioria das vezes, este procedimento é feito sem o cuidado de pessoas com formação médica, devido à pobreza e à falta de instalações médicas. O uso de anestesia é raro. A rapariga é segurada por mulheres mais velhas para evitar que se mexa. Os instrumentos utilizados pela parteira variam e podem incluir qualquer um dos seguintes itens: vidro partido, uma tampa de lata, lâminas de barbear, facas, tesouras ou qualquer outro objeto afiado. (Black, 2007)

Este procedimento pode causar vários efeitos secundários nas raparigas, que podem incluir a morte. Alguns dos resultados deste procedimento são infecções graves, VIH, abcessos e pequenos tumores benignos, hemorragias, choque, quistos no clítoris. Os efeitos a longo prazo podem também incluir pedras nos rins, esterilidade, disfunção sexual, depressão, várias infecções do trato urinário, vários problemas ginecológicos e obstétricos. Para poderem ter relações sexuais, as mulheres têm de ser abertas de alguma forma e, nalguns casos, é necessário cortá-las. Após o parto, algumas mulheres são reinfibuladas para as tornar (apertadas) para os seus maridos (Ehrenreich, 2005).

A implicação cultural e religiosa da MGF

Numa sociedade que pratica a MGF, uma rapariga não pode ser considerada adulta enquanto não tiver sido submetida a esta intervenção. Além disso, na maior parte das culturas, uma mulher não pode casar sem ser submetida a MGF. O tipo de procedimento utilizado varia de acordo com determinadas condições e estas condições podem incluir o grupo étnico da mulher, o país onde vive, áreas rurais ou urbanas, bem como a sua proveniência socioeconómica (Shell-Duncan, 2001).

A MGF é uma prática de identidade cultural. O facto de o procedimento ajudar a definir quem é o grupo, é óbvio nas culturas que o realizam como uma iniciação à feminilidade. A maior parte das sociedades que praticam a MGF consideram que, se uma rapariga não for submetida a este procedimento, não é uma mulher e que a eliminação destas práticas conduziria ao desaparecimento da sua cultura. As sociedades que praticam a MGF têm muitas razões para justificar a realização deste procedimento, que são as seguintes Na maior parte das sociedades de MGF, uma crença importante é a de que este procedimento reduzirá o desejo sexual das mulheres e, ao fazê-lo, reduzirá a possibilidade de sexo fora do casamento.

Isto é vital para esta sociedade, uma vez que a honra da família depende do facto de ela não se abrir antes do casamento. Alguns consideram o clítoris e os lábios como partes masculinas num corpo feminino, pelo que a remoção destas partes realça a feminilidade da rapariga. Acredita-se também que, a menos que uma mulher tenha sido submetida a este procedimento, é impura e não lhe será permitido manusear alimentos ou água. Alguns grupos acreditam que se o clítoris tocar no pénis de um homem, este morrerá. Também se acredita que se a cabeça de um bebé tocar no clítoris, o bebé morrerá ou o leite materno será venenoso. A crença de que uma mulher não mutilada não pode conceber, pelo que a mulher deve ser mutilada para se tornar fértil.

A MGF também era praticada pelos Falasha (judeus etíopes). As restantes sociedades que praticam a MGF seguem religiões animistas tradicionais. Para ver uma lista de grupos, clique aqui. Nos países em que os muçulmanos praticam a MGF, podem justificá-la, segundo as palavras do Profeta Maomé, nestes dois ditos controversos que se encontram na Sunnah (palavras e acções de Maomé) Foi registada uma discussão entre Maomé e Um Habibah (ou Um'Alyyah), uma mulher que praticava a infibulação em escravos. Ela disse que continuaria com o procedimento "a menos que seja proibido e tu me ordenes que deixe de o fazer". Ele respondeu (de acordo com uma tradução): "Sim, é permitido. Aproxima-te para eu te ensinar: se cortares, não exageres, porque dá mais brilho ao rosto e é mais agradável para o marido". (Shell-Duncan, 2001).

A Amnistia Internacional assumiu agora a luta para acabar com esta prática que mutila milhões de raparigas todos os anos. Atualmente, a MGF é vista como uma questão de direitos humanos e é reconhecida a nível internacional. A MGF foi incluída no quadro universal para a proteção dos direitos humanos que foi apresentado na agenda das Nações Unidas em 1958. Foi durante a Década das Nações Unidas para as Mulheres (1975-1985) que foi criado um

Grupo de Trabalho das Nações Unidas sobre Práticas Tradicionais que Afectam a Saúde das Mulheres e das Crianças. A Organização Mundial de Saúde, o Fundo das Nações Unidas para a Infância e o Fundo das Nações Unidas para a População revelaram, em abril de 1997, um plano que levaria a um grande declínio da MGF dentro de 10 anos e à completa erradicação da prática dentro de três gerações (Oguntoye, 2008),

Os defeitos causados por infecções congénitas surgem quando a mãe contrai uma infeção antes ou durante a gravidez. As infecções que podem causar complicações congénitas incluem a rubéola (sarampo alemão), o citomegalovírus (CMV), a sífilis, a toxoplasmose, a encefalite equina venezuelana, o parvovírus e, raramente, a varicela. Nenhuma delas afecta 100% dos bebés cujas mães foram infectadas durante a gravidez. Outras causas de complicações de parto incluem o abuso de álcool pela mãe. Embora alguns medicamentos, como os utilizados para a epilepsia, estejam associados a riscos acrescidos de determinadas complicações de parto, a maioria dos medicamentos prescritos habitualmente não está associada a um risco significativo de complicações de parto Chase, 2002).

Se a mãe for infetada durante o início da gravidez, a rubéola acarreta o maior risco de complicações no parto (aproximadamente 20%). Devido à imunização quase universal nos Estados Unidos, a rubéola é muito, muito rara e a síndrome da rubéola congénita quase nunca é observada. O CMV é provavelmente a infeção congénita mais comum e pode estar associado a deficiência intelectual (atraso mental) e perda de audição. Outras causas de complicações congénitas incluem o abuso de álcool pela mãe. Embora alguns medicamentos, como os utilizados para a epilepsia, estejam associados a riscos acrescidos de determinadas complicações de parto, a maioria dos medicamentos prescritos habitualmente não está associada a um risco significativo de complicações de parto (Abusharaf, 2001)

Problemas para os quais os médicos, as parteiras e os enfermeiros não estão normalmente preparados para lidar.6,7

Este problema é agravado pelo secretismo e pelo carácter ilegal do procedimento. Como resultado, existe muito pouca informação disponível sobre mulheres vítimas de mutilação genital nos países ocidentais. Para além disso, as mulheres com MGF têm vergonha da sua condição e muitas vezes não revelam voluntariamente que foram submetidas a este procedimento.8 Talvez a implicação mais importante a longo prazo da mutilação genital feminina seja a sua associação com um aumento da mortalidade materna e fetal durante o parto.9 Pouco se sabe sobre as expectativas e desejos das mães relativamente à MGF após o parto. O objetivo principal deste estudo foi determinar os desejos e as vontades das pacientes em relação aos seus genitais externos num hospital universitário na Suíça. O objetivo secundário era determinar se os resultados fetais e maternos em mulheres com MGF diferiam dos de mulheres não mutiladas.

Doentes e método A aprovação ética para este estudo foi obtida pelo comité de ética local

Complicação de parto

As complicações de nascimento são anomalias estruturais ou funcionais presentes à nascença que causam incapacidade física ou mental. Algumas podem ser fatais. Os investigadores identificaram milhares de complicações congénitas diferentes. Atualmente, as complicações de parto são a principal causa de morte de bebés durante o primeiro ano de vida.

As causas das complicações de parto

As complicações de parto têm várias causas, tais como Problemas genéticos causados quando um ou mais genes não funcionam corretamente ou quando falta parte de um gene Problemas com os cromossomas, como ter um cromossoma a mais ou faltar parte de um cromossoma Factores ambientais a que uma mulher é exposta durante a gravidez, como a rubéola ou o sarampo alemão durante a gravidez, ou o consumo de drogas ou álcool durante a gravidez (Oguntoye, 2008).

Os diferentes tipos de complicações de parto

Existem dois tipos principais de complicações de parto: estruturais e funcionais/desenvolvimento. As complicações estruturais do parto estão relacionadas com um problema com partes do corpo. Alguns problemas físicos incluem lábio leporino ou fenda palatina, defeitos cardíacos, como válvulas em falta ou mal formadas, e membros anormais, como um pé torto. Também incluem defeitos do tubo neural, como a espinha bífida, problemas que estão relacionados com o crescimento e desenvolvimento do cérebro e da espinal medula. As complicações funcionais do nascimento estão relacionadas com um problema no funcionamento de uma parte do corpo ou de um sistema do corpo. Estes problemas conduzem frequentemente a deficiências de desenvolvimento e podem incluir coisas como: Problemas no sistema nervoso ou no cérebro - como dificuldades de aprendizagem, atraso mental, distúrbios comportamentais, dificuldades de fala ou linguagem, convulsões e problemas de movimento. Alguns exemplos de complicações de nascimento que afectam o sistema nervoso incluem o autismo, a síndrome de Down, a síndrome de Prader-Willi e a síndrome do X Frágil. Problemas sensoriais - como cegueira, cataratas e outros problemas visuais, e vários graus de perda de audição, incluindo surdez (Black, 2007)

O estudo foi realizado entre janeiro de 1999 e dezembro de 2008. O Hospital Universitário de Berna (The Inselspital) tem um protocolo para mulheres grávidas com MGF que são registadas nas consultas externas de obstetrícia, onde uma equipa de parteiras e médicos treinados as acompanha. Se necessário, um intérprete faz a tradução de e para a língua materna das pacientes. Para além da história clínica geral e do exame ginecológico das pacientes, o tipo de MGF foi classificado de acordo com os critérios da OMS no momento da marcação. Foi perguntado à paciente como é que ela queria proceder com a sua MGF. Às pacientes com uma forma oclusiva de MGF foi perguntado se preferiam uma intervenção durante a gravidez ou durante o parto. A situação foi discutida com

O parceiro da paciente - se presente - e os desejos das pacientes foram anotados nos registos do caso em pró-formas especialmente preparadas. As pacientes foram questionadas sobre quaisquer problemas de saúde anteriores que tivessem tido relacionados com a MGF (Boddy, 1982).

Resumo da revisão da literatura relacionada

A Mutilação Genital Feminina (MGF) é uma prática cultural que teve início em África há cerca de 2000 anos. É sobretudo uma prática cultural e não religiosa. No entanto, algumas religiões incluem a MGF como parte das suas práticas. Esta prática está tão bem enraizada nestas culturas que define os seus membros. Para eliminar a prática, é preciso eliminar a crença cultural de que uma rapariga não se tornará mulher sem este procedimento.

No momento do parto, foram registadas a duração da primeira e segunda fases do trabalho de parto e as intervenções intraparto, tais como episiotomia, desfibulação ou medicação. As episiotomias não foram efectuadas por rotina; as principais razões para a episiotomia foram a suspeita de sofrimento fetal ou o parto vaginal operatório.

O estudo preencherá a lacuna existente entre a mutilação genital feminina e as complicações de parto na zona de Hadiya, Anlemo woreda Fonko kebele. Para o efeito, serão consultadas diferentes publicações, a fim de encontrar diferentes pontos de vista de autores relacionados com este estudo.

METODOLOGIA

Quadro teórico

Numa sociedade que pratica a MGF, uma rapariga não pode ser considerada adulta enquanto não tiver sido submetida a esta intervenção. Além disso, na maioria das culturas, as mulheres não podem casar sem terem sido submetidas à MGF. O tipo de procedimento utilizado varia de acordo com determinadas condições e estas condições podem incluir o grupo étnico da mulher, o país onde vive, áreas rurais ou urbanas, bem como a sua proveniência socioeconómica (Shell-Duncan, 2001). Este facto será demonstrado graficamente da seguinte forma:

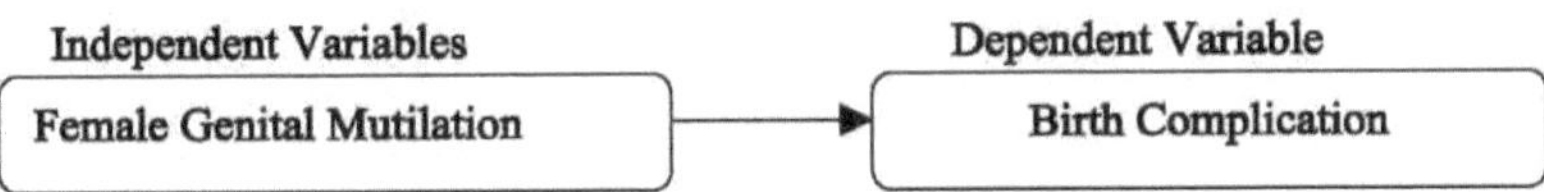

Figura A: Mostra a relação teórica das variáveis

Quadro concetual

A mutilação genital feminina é representada pela variável independente e definida em termos de. Esta situação será representada graficamente da seguinte forma:

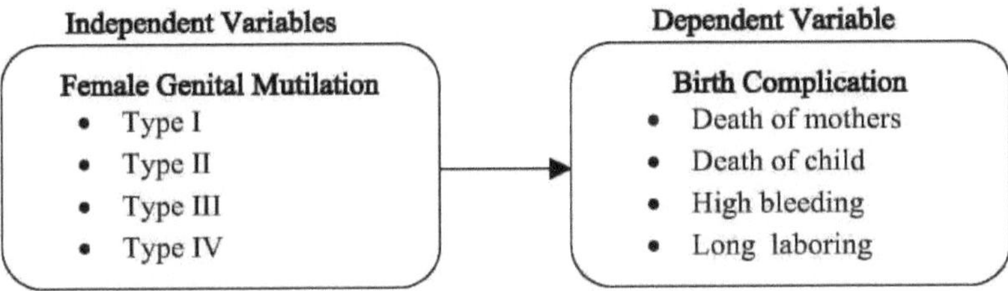

Figura B: Mostra a relação concetual das variáveis

Operacionalização

Mutilação genital feminina

Esta é definida em termos do tipo de circuncisão praticada na comunidade da área de estudo. Esta foi medida da seguinte forma em termos de fatalidade:

Escala	Tipo de circuncisão	Descrição
1	O clítoris é mantido entre o polegar e o indicador, puxado para	Menos fatal

	fora e amputado com um golpe de um objeto afiado	
2	Os pequenos lábios são parcial ou totalmente removidos,	Moderado fatal
3	Clítoris e pequenos lábios, juntamente com a superfície interna dos grandes lábios	Fatal
4	Cortes de Gishiri	Altamente fatal

Tabela 1: Operacionalização da MGF

Complicação de parto

Esta é a variável dependente e será definida em termos das consequências que a MGF tem para a saúde e bem-estar da criança e da mãe. Esta variável foi medida da seguinte forma:

Escala	Saúde das mães	Descrição
1	Trabalho de parto prolongado	Baixa complicação
2	Hemorragia elevada	Complicação moderada
3	Morte de um filho	Complicações elevadas
4	Morte das mães	Complicações muito elevadas

Tabela 2: Operacionalização da saúde das mães

Local do estudo

O estudo foi efectuado na zona de Hadiya, Anlemo Woreda Fonko kebele. A área de estudo situa-se a 18 km da cidade zonal de Hossana e a 252 km de Adis Abeba. O kebele tem 2000 habitantes, dos quais 975 são homens e 1025 são mulheres.

A maioria dos residentes pertence ao grupo étnico Hadiya, enquanto outros grupos étnicos, como Silte, vivem com eles. A área de estudo tem uma cultura especial de casamento que é conhecida como Alanga. No caso da Alanga, se um rapaz gostar de uma determinada rapariga, basta ir ter com os pais dela e atar a alenga no pilar da sua casa. Ao fazê-lo, expressa que está apaixonado pela filha deles. Depois de ter feito isto, começa a mastigar conversa e a sentar-se em casa deles até eles lhe darem resposta (mesmo durante uma semana). Por fim, como os pais acreditam que a filha morreu se rejeitarem o pedido, aceitarão o pedido dessa pessoa. Por outro lado, há uma cultura que a comunidade da zona aceitou, que é a de que a mulher não circuncidada quebrou o material da casa. O kebele é delimitado por Lay Fonko a norte, Lafto Lenka a sul, Sanfe Wasala a oeste e Fonko Olida a leste. A zona é conhecida pela produção de trigo, teff, sorgo e milho. A zona é caracterizada por temperaturas do tipo wayna Dega.

Conceção da investigação

Trata-se de um estudo de inquérito que utiliza modelos de inquérito descritivos. Por conseguinte, a investigação utilizou procedimentos apropriados dos métodos de investigação correspondentes na conceção do estudo.

Método de recolha de dados

Instrumentação

O instrumento utilizado para recolher dados primários foi um questionário pessoal com base em questionários estruturados; o questionário é preparado para conter informações para o objetivo da investigação.

Procedimento de amostragem

A área de estudo foi selecionada propositadamente. Mas os inquiridos foram selecionados através do método de amostragem aleatória simples. Isto foi feito através da seleção aleatória dos inquiridos que se aproximam da área-alvo. O tamanho total da amostragem deste inquérito é de 65 pessoas num total de 650 agregados familiares na área de estudo, o que constitui 10%.

Método de análise de dados

1.   Os objectivos um e dois foram analisados utilizando estatísticas descritivas, ou seja, uma percentagem.

2. O terceiro objetivo foi analisado através de estatísticas de correlação que descrevem a relação derivada entre as variáveis independentes e dependentes.

Considerações sociais e éticas

Desde a visita à área de estudo até à conclusão do mesmo, o investigador manteve uma boa relação com os membros da comunidade no estudo, o que foi feito, em primeiro lugar, respeitando cada indivíduo que apoiou o investigador dando informações e actuando localmente. O investigador não fez nada que violasse a sua cultura e normas.

RESULTADOS E CONCLUSÕES

Analisar a relação entre a mutilação genital feminina e as complicações do parto é o principal objetivo deste estudo. Por conseguinte, estes conceitos serão transpostos para a realidade nas partes seguintes.

Mutilação genital feminina

A mutilação genital feminina é apresentada no quadro 3. Com base nos resultados apresentados, 36 (55,38%) dos inquiridos responderam que o tipo de circuncisão é muito fatal; seguidos de 20 (30,77%) dos inquiridos que responderam que o tipo de circuncisão é moderadamente fatal na área. 7 (10,77%) dos inquiridos responderam que o tipo de circuncisão que se realiza na área de estudo é fatal. Apenas 2 (3,08%) dos inquiridos responderam que o tipo de circuncisão é altamente fatal.

Isto revela que a maioria dos inquiridos respondeu que existe prática de circuncisão na área de estudo, mas que não é caracterizada como muito fatal ou fatal. Isto significa que o tipo de circuncisão que é praticado pela comunidade da área é medido como um tipo de circuncisão menos fatal neste estudo.

Isto mostra que, apesar de a circuncisão existir, o grau de fatalidade é baixo, em comparação com o tipo de circuncisão praticado noutras regiões da Etiópia, por exemplo, na região de Afar. Por conseguinte, uma vez que a gravidade desta prática é tão perigosa, deveria ser reduzida a zero.

Escala	Tipo de circuncisão	Resp.	%	Descrição
1	O clítoris é mantido entre o polegar e o indicador, puxado para fora e amputado com um golpe de um objeto afiado	36	55.38	Menos fatal
2	Os pequenos lábios são parcial ou totalmente removidos,	20	30.77	Moderado fatal
3	Clítoris e pequenos lábios, juntamente com a superfície interna dos grandes lábios	7	10.77	Fatal
4	Cortes de Gishiri	2	3.08	Altamente fatal
Total		65	100	

Quadro 3: MGF

Complicação de parto

As complicações de parto são apresentadas na tabela 4. Com base nos resultados apresentados, 32 (49,23%) dos inquiridos responderam que o tipo de circuncisão que a comunidade da área pratica resulta em poucas complicações de parto (isto porque as consequências são menos graves do que hemorragias elevadas, morte de crianças e mães). Seguiram-se 20 (30,77%) dos inquiridos que responderam que a maioria das mães está moderadamente exposta a diferentes complicações de parto. 10 (15,38%) dos inquiridos responderam que as mães se depararam com complicações graves durante o parto causadas pela circuncisão. Apenas 3 (4,62%) dos inquiridos responderam que as mães se depararam com complicações muito graves no parto.

Isto significa que a maioria dos inquiridos concordou que as mães não tiveram problemas de saúde graves durante o parto, uma vez que foram circuncidadas. Isto significa que as complicações de parto que ocorreram devido à circuncisão são muito reduzidas.

Isto mostra que, pelo facto de o tipo de circuncisão praticado na comunidade não ser muito fatal, em comparação com outras afirmações, há menos problemas de saúde das mães durante o parto.

Escala	Saúde das mães	Resp.	%	Descrição
1	Trabalho de parto prolongado	32	49.23	Baixa complicação
2	Hemorragia elevada	20	30.77	Complicação moderada
3	Morte de um filho	10	15.38	Complicações elevadas
4	Morte das mães	3	4.62	Complicações muito elevadas
Total		65	100	

Quadro 4: Saúde das mães

Relação entre variáveis independentes e dependentes

A relação entre a mutilação genital feminina e as complicações de parto é a parte principal e básica do estudo. O quadro seguinte apresenta a correlação de Pearson das variáveis:

Variável independente	Variáveis dependentes
	Complicação de parto
MGF	.995**

**. A correlação é significativa ao nível de 0,01 (bicaudal)

A estatística que foi utilizada para correlacionar os dados é a Pearson. O número positivo (.995**) mostra que existe uma relação direta entre as variáveis independentes e dependentes (mutilação genital feminina e complicações de parto).

Isto mostra que, quando a MGF é praticada na comunidade, as complicações durante o parto são relativamente elevadas (para além da MGF, existem outros problemas que podem ocorrer durante o parto). Isto significa que quanto mais mutilados forem os órgãos genitais femininos, mais expostas estarão a complicações durante o parto. Mas se o nível de mutilação genital feminina for reduzido, a probabilidade de exposição a complicações durante o parto será baixa.

Avaliação da hipótese

Com base na análise da relação feita no objetivo três, indica que as variáveis independentes e dependentes têm uma relação direta. Por conseguinte, rejeita-se a hipótese que diz que não há relação entre a mutilação genital feminina e as complicações de parto. Porque existe uma relação direta entre a mutilação genital feminina e as complicações do parto.

RESUMO, CONCLUSÃO E RECOMENDAÇÃO
Resumo do estudo

O resumo do estudo sobre a mutilação genital feminina é apresentado no quadro 3. Com base nos resultados apresentados, 36 (55,38%) dos inquiridos responderam que o tipo de circuncisão é muito fatal. Apenas 2 (3,08%) dos inquiridos responderam que o tipo de circuncisão é muito fatal. Isto significa que o tipo de circuncisão que é praticado pela comunidade da área é considerado menos fatal neste estudo.

As complicações de parto são apresentadas no quadro 4. Com base nos resultados apresentados, 32 (49,23%) dos inquiridos responderam que o tipo de circuncisão que a comunidade da área pratica tem poucas complicações de parto. Isto significa que as complicações de parto que ocorreram devido à circuncisão são muito baixas.

Conclusão do estudo

Isto mostrou que, apesar de a circuncisão existir, o grau de fatalidade é baixo, em comparação com o tipo de circuncisão praticado noutras regiões da Etiópia, por exemplo, na região de Afar. Isto revela que a maioria dos inquiridos respondeu que existem práticas de circuncisão na área de estudo, mas que estas não são caracterizadas como muito fatais ou fatais.

Isto mostra que, devido ao facto de o tipo de circuncisão praticado na comunidade não ser muito fatal, em comparação com outras afirmações, há menos problemas de saúde para as mães durante o parto. Isto significa que a maioria dos inquiridos concordou que as mães não têm problemas de saúde graves durante o parto, uma vez que foram circuncidadas.

Recomendação do estudo

O resultado mostrou que os inquiridos praticam a mutilação genital, quer seja muito pouco ou muito arriscada. Por conseguinte, a comunidade deve prestar atenção à educação que lhes é ministrada pelos profissionais de saúde.

Os profissionais de saúde devem participar na redução do número de pessoas da comunidade que praticam a circuncisão, dando-lhes uma educação diferente através de um programa de educação comunitária sobre a gravidade da circuncisão.

Os resultados mostraram que há complicações durante o parto. Para minimizar esse sofrimento, as mães devem dizer não à circuncisão do recém-nascido ao verem o seu sofrimento durante o trabalho de parto.

O gabinete de saúde deve ensinar os membros da comunidade, sensibilizando-os para os efeitos negativos da circuncisão, para que os membros da comunidade tenham conhecimentos sobre a prática.

Literatura citada

Abusharaf, Roma. (2001). "Cortes Virtuosos: Circuncisão Genital Feminina numa Ontologia Africana". Diferenças **12**: 112-40. doi:10.1215/10407391-12-1-112.

Althaus, F.res(1997). "Circuncisão feminina: Rite of Passage or Violation of Rights?". Perspectivas Internacionais de Planeamento Familiar **23** (3): 130-3. doi:10.2307/2950769.

JSTOR 2950769.

Black, Donald (2007) Campbell. On the Functional Diseases of the Renal, Urinary and

Reproductive organs (Sobre as doenças funcionais dos órgãos renais, urinários e reprodutores). Lindsay & Blakiston, 1872, p. 216.

Boddy, Joel (1982). "O útero como oásis: The Symbolic Context of Pharaonic Circumcision in Rural Northern Sudan". Etnólogo Americano 9 (4): 682-698.

doi:10.1525/ae.1982.9.4.02a00040. JSTOR 644690.

Chase, Cheryl (2002). "'Prática cultural' ou 'Cirurgia reconstrutiva'? U.S. Genital Cutting, the Intersex Movement, and Medical Double Standards". Em James, Stanlie M.; Robertson, Claire C.. Genital Cutting and Transnational Sisterhood [Corte Genital e Irmandade Transnacional]. University of Illinois Press. pp. 126-51. ISBN 978-0-252-02741-3.

Darugar, Maliha Frader (2010), "Consent and cultural conflicts: ethical issues in pediatric anesthesiologists' participation in female genital cutting", em Van Norman, Gail A; Jackson, Stephen; e Rosenbaum, Stanley H. Clinical Ethics in Anesthesiology: A Case-Based Textbook. Cambridge University Press

Ehrenreich, Nancy (2005). "Intersex Surgery, Female Genital Cutting, and the Selective Condemnation of'Cultural Practices'" [Cirurgia intersexo, corte genital feminino e condenação selectiva de 'práticas culturais']. Harvard Civil Rights-Civil Liberties Law Review 40 (1): 71-140.

Ferguson, Ian (2006). "Mutilação genital feminina: uma revisão da situação atual

Literature", Research Section, Department of Justice, Canadá, 1995, acedido em 9 de setembro de 2006.

Oguntoye, Susana; (2008) Otoo-Oyortey, Naana; Hemmings, Joanne; Norman, Kate;

Hussein, Eiman (2009). "'A MGF está connosco todos os dias': Women and Girls Speak Out about Female Genital Mutilation in the East Africa" (Mulheres e raparigas falam sobre a mutilação genital feminina na África Oriental).

Shell-Duncan, Bettina (2001). "A medicalização da 'circuncisão' feminina: Redução de danos ou promoção de uma prática perigosa?". Ciências Sociais e Medicina 52 (7): 1013-28. doi:10.1016/S0277-9536(00)00208-2.

Appendix I

1. Por favor, assinale com um X o tipo de circuncisão aplicado nesta zona.

O clítoris é mantido entre o polegar e o indicador, puxado para fora e amputado com um golpe de um objeto afiado

Os pequenos lábios são parcial ou totalmente removidos,

Clítoris e pequenos lábios, juntamente com a superfície interna dos grandes lábios

Cortes de Gishiri

2. **Gentilmente espetáculo por pensamento a consequência que aconteceu por causa de**

circuncisão

Trabalho de parto prolongado

Hemorragia elevada

Morte de um filho

Morte das mães

Appendix II

Correlations

		FEMALE GENITAL MUTILATION	BIRTH COMPLICATION
FEMALE GENITAL MUTILATION	Pearson Correlation	1	.995**
	Sig. (2-tailed)		.000
	N	65	65
BIRTH COMPLICATION	Pearson Correlation	.995**	1
	Sig. (2-tailed)	.000	
	N	65	65

**. Correlation is significant at the 0.01 level (2-tailed).

Statistics

		FEMALE GENITAL MUTILATION	BIRTH COMPLICATION
N	Valid	65	65
	Missing	0	0
Mean		16.5538	16.4923
Std. Error of Mean		1.66035	1.37563
Median		20.0000	20.0000
Mode		36.00	32.00
Std. Deviation		13.38613	11.09071
Variance		179.188	123.004
Percentiles	100	36.0000	32.0000

FACTORES QUE AFECTAM O DESEMPENHO ACADÉMICO DAS MULHERES

Por: Sirika Bekele Terfassa

INTRODUÇÃO

Antecedentes do estudo

Existem poucos estudos sobre as mulheres na Etiópia, mas muitos observadores comentaram as dificuldades físicas que as mulheres etíopes enfrentam ao longo das suas vidas. Essas dificuldades envolvem o transporte de cargas por longas distâncias, a moagem manual de milho, o trabalho na quinta, a educação dos filhos e a cozinha. Tradicionalmente, as mulheres etíopes têm sofrido discriminação sociocultural e económica e têm tido menos oportunidades do que os homens de crescimento pessoal, educação e emprego. Até mesmo o código civil afirmava a posição inferior da mulher, e direitos como a propriedade e a herança variavam de um grupo étnico para outro (Agbakwuru, 2000).

Tal como noutras sociedades tradicionais, o valor de uma mulher é medido em termos do seu papel de mãe e esposa. Mais de 85% das mulheres etíopes residem em zonas rurais, onde as famílias camponesas se dedicam principalmente à agricultura de subsistência. As mulheres rurais estão integradas na economia rural, que é basicamente de mão de obra intensiva e que impõe um pesado ónus físico a todos, incluindo às crianças. A revolução teve pouco impacto na vida das mulheres rurais. A reforma agrária não alterou o seu estatuto de subalternidade, que se baseia em valores e crenças tradicionais profundamente enraizados. Uma melhoria das condições económicas melhoraria o nível de vida das mulheres, mas uma verdadeira mudança exigiria uma transformação das atitudes dos governos e dos homens em relação às mulheres (Ocholi, 2002).

Houve algumas mudanças para as mulheres nas áreas urbanas, onde a educação, os cuidados de saúde e o emprego fora de casa se tornaram mais disponíveis. Embora algumas mulheres com formação superior tenham encontrado emprego profissional, a maioria tem empregos mal remunerados (Imogie, 2002). De acordo com um inquérito governamental de 1976, cerca de 40% das mulheres empregadas nas zonas urbanas trabalhavam no sector dos serviços, principalmente em hotéis, restaurantes e bares (Agbakwuru, 2000). O emprego na produção e áreas afins (como os têxteis e a transformação de alimentos) representava 25% da força de trabalho feminina, seguido das vendas, que representavam cerca de 11%. O inquérito revelou também que as mulheres operárias em Addis Abeba ganhavam cerca de um quarto do salário dos homens para o mesmo tipo de trabalho. Estas diferenças existiam apesar de uma proclamação de 1975 que estipulava salário igual para trabalho igual para homens e mulheres (Imogie, 2002).

Declaração do problema

Quase todos os problemas com que se defronta o desenvolvimento educativo das mulheres foram discutidos, de uma forma ou de outra, nos capítulos precedentes, ao passar em revista e analisar os progressos da educação das mulheres desde a independência. Mas é necessário voltar a discutir estes problemas de uma forma consolidada, do ponto de vista da sugestão de medidas corretivas e programas especiais necessários para resolver estes problemas. Segue-se uma breve descrição destes problemas e das medidas necessárias para os resolver (Agbakwuru, 2002)

Um dos principais problemas da educação das raparigas é a tarefa quantitativa de colmatar o fosso entre o desenvolvimento educativo dos rapazes e das raparigas. Apesar dos progressos estupendos da educação das mulheres, tal como referido anteriormente, a inscrição de raparigas constitui apenas 35% do total de inscrições, em comparação com a sua proporção populacional de 48%, o que indica a enorme lacuna quantitativa que é necessário colmatar para alcançar o objetivo desejado de igualdade de desenvolvimento educacional entre rapazes e raparigas. De acordo com o Quarto Inquérito Educacional (1999) em Durame, as instalações de ensino primário foram fornecidas a quase todas as habitações a uma distância fácil de percorrer a pé por uma criança (1 km). Enquanto os rapazes do grupo etário dos 6 aos 11 anos foram abrangidos pelo programa de Universalização do Ensino Básico, as raparigas, com uma taxa de escolarização de 68%, têm ainda de cobrir uma lacuna de 32% deste grupo etário. Este estudo é identificado através da experiência prática dos investigadores, da observação séria e dos dados actuais sobre a existência do problema. Observou-se que, na escola primária de Fulasa Deketa, a maioria das alunas tem um fraco aproveitamento escolar. Não têm vontade de aprender e consideram que não é uma disciplina importante (dados da escola primária de Fulasa Deketa).

Questões de investigação

1. Qual é o contexto das estudantes do sexo feminino em termos de rendimento familiar e de habilitações académicas dos pais?

2.   Qual é o nível de desempenho académico na escola primária de Fulasa Deketa em termos de pontuação, classificação e assiduidade?

3.   Qual é a relação entre os antecedentes dos estudantes e o seu desempenho académico?

Objectivos do estudo

O objetivo geral do estudo é analisar a relação entre os antecedentes dos alunos e o seu desempenho académico na escola primária de Fulasa Deketa. O objetivo específico era o seguinte:

1.   Identificar os antecedentes das estudantes do sexo feminino em termos de rendimento familiar e de habilitações académicas dos pais.

2.   Avaliar o nível de desempenho académico na escola primária de Fulasa Deketa em termos de pontuação, classificação e assiduidade.

3.   Avaliar a relação entre os antecedentes dos estudantes e o seu desempenho académico.

Importância do estudo

Este estudo tem como objetivo sensibilizar para o desenvolvimento da confiança, chamar a atenção das mulheres para esta disciplina e melhorar o seu desempenho na escola primária de Fulasa Deketa. Pode enriquecer a literatura existente sobre o desempenho das alunas.

-Pode contribuir para identificar os problemas associados ao desempenho das alunas nos exames. Isto será feito através da divulgação do resultado final do estudo junto dos professores. Ajudará a distinguir o método de aumentar o desempenho das alunas nos exames, de modo a melhorar o seu desempenho. Para o efeito, o investigador ensinará os alunos da escola sobre os resultados identificados.

Limitações do estudo

A escassez de tempo para realizar a investigação de forma contínua, a falta de boa experiência na realização de investigação, a falta de recursos adequados para o estudo e os factores culturais são algumas das limitações deste estudo.

Delimitação do estudo

Este estudo foi delimitado às alunas porque o investigador fez um questionário-piloto aos investigadores da escola para que os inquiridos fossem os mais afectados pelo menor rendimento académico. O estudo centrou-se nos factores que afectam o desempenho dos alunos, a fim de obter informações factuais sobre a nota real que as alunas têm em diferentes disciplinas. A Escola Fulasa Deketa também foi escolhida como centro de estudo porque as estatísticas do Gabinete de Educação no woreda revelam que o maior número de estudantes do sexo feminino se encontra nessa escola.

Revisão **DA LITERATURA RELACIONADA**

Factores que afectam a educação das mulheres

Idealmente, o lar é a primeira e a última escola da criança e a base da sua socialização, sendo a mãe a primeira professora. A informação na Nigéria revela que as mulheres constituem cerca de metade da população total do país e são também o grupo mais vulnerável a doenças e à frustração económica. O censo de 1991 indicou que a proporção de mulheres era de 49,7% da população nacional total e que 70% deste grupo era analfabeto. Masha (1994) atribuiu este elevado nível de analfabetismo à cultura, à religião, à economia, ao casamento precoce e à atitude geral desfavorável manifestada em relação à educação das mulheres e das raparigas no país, entre outros factores (Oniye, 1993).

Pode dizer-se que, atualmente, a situação não é saudável, tendo em conta a grande disparidade nacional no rácio de matrículas de homens e mulheres na escola. Por exemplo, o relatório estatístico mostra que, a nível nacional, o rácio de matrículas no ensino primário para rapazes e raparigas é de 94:75. O rácio é quase duas vezes superior nos estados do norte, onde a educação formal feminina é menos valorizada (Awgbakwuru, 2000). Há também um problema grave em termos de taxas de conclusão de estudos das raparigas. Na opinião de Agbakwuru (2002), esta taxa é particularmente baixa em oito Estados do Norte. De acordo com Oladunni (1999), na Nigéria, a taxa líquida de matrícula no ensino primário é de 67% para os rapazes e 52% para as raparigas, enquanto a taxa de alfabetização das pessoas com 15 anos ou mais é de 67% e 47% para os rapazes e raparigas, respetivamente (Ocholi, 2002).

O problema da disparidade entre homens e mulheres no acesso à educação na Nigéria não se limita às escolas primárias, mas é quase idêntico nos estabelecimentos de ensino secundário e superior. Por exemplo, de acordo com os dados estatísticos de 1999 da National Universities Commission (NUC), do National Board for Technical Education (NBTE) e da National Commission for Colleges of Education (NCCE), citados pela UNICEF (2001), foi revelado que, de um total de cerca de 500.000 estudantes admitidos em todas as instituições terciárias da Nigéria, as matrículas de mulheres representavam apenas 34%. O desequilíbrio entre o número de matrículas de homens e mulheres é mais acentuado nos institutos politécnicos e nas disciplinas de ciências e engenharia nas universidades (NUCHEP, 2004). Assim, pode deduzir-se que vários factores, bem como alguns problemas complicados e sensíveis, interagiram de várias formas para atrasar ou frustrar a aspiração das mulheres à educação (Imogie, 2002).

Em consequência do cenário anteriormente descrito, postula-se que, devido ao elevado nível de analfabetismo entre as mulheres, especialmente nos países em desenvolvimento (como a Nigéria), as oportunidades políticas que lhes são oferecidas tornam-se insignificantes, uma vez que não estão devidamente esclarecidas para compreender questões simples que lhes dizem respeito, como o direito de voto e o poder político. O caso de uma mulher sem instrução é como o de um agricultor pobre e ignorante que, por ignorância, vendeu as suas terras agrícolas situadas num grande depósito de ouro a um promotor imobiliário. No entanto, após a sua descoberta, o promotor imobiliário acabou por empregar o pobre agricultor ignorante como trabalhador na mina de ouro. Assim, é de presumir que o potencial inato da mulher sem instrução permaneça inexplorado, fazendo com que ela se torne intelectual, social, económica, psicológica e politicamente incapacitada pela sua ignorância (Agbakwuru, 2002)

Necessidade de educação das mulheres

O empoderamento das mulheres só pode ser alcançado através da oferta de uma educação adequada e funcional às mulheres. Isto é crucial porque, por mais rica ou vasta que seja uma nação, sem uma educação eficaz, eficiente, adequada e funcional para todos os seus cidadãos (homens e mulheres), uma educação que seja relevante para as suas necessidades, metas e objectivos imediatos, essa nação teria dificuldade em manter-se por si própria. O tipo de educação que se defende é aquele em que está incorporado o espírito de auto-realização e tudo o que é necessário para o desenvolvimento global do país, como a alfabetização em massa, a capacitação económica, etc. (Nagees, 1995).

A necessidade de educação das mulheres é também informada pelo facto de a realização e a satisfação profissional serem asseguradas por uma profunda autoconsciência e compreensão, que só podem ser alcançadas através de uma educação e/ou orientação e aconselhamento eficazes e funcionais. Isto, como já foi referido, é suscetível de garantir o empoderamento das mulheres, cuja raiz assenta na luta das mulheres para melhorar o seu estatuto. O empowerment sugerido é tal que implica o processo de desafiar as relações de poder e de ganhar um controlo mais amplo sobre a fonte de poder (Oladunni, 1999).

Sucesso Académico Feminino

A situação difícil das mulheres, em termos de educação, é ainda agravada pela atitude negativa dos pais em relação à educação feminina. Alguns pais são geralmente relutantes em enviar as suas filhas raparigas para a educação formal, especialmente para níveis mais elevados, como acontece com os seus homólogos masculinos. Outro problema intimamente relacionado com este é a relutância em adquirir educação ocidental e a incompreensão por parte das próprias raparigas sobre os valores da aquisição de educação formal. Em educação, equidade significa igualdade de acesso a uma boa escolaridade. De acordo com Ocholi (2002), descobriu-se que a geografia (em termos de localização) e a riqueza relativa das famílias também afectam a equidade. Por exemplo, na Nigéria, nos últimos anos, a regressão (no sentido de uma educação equilibrada entre homens e mulheres) no ensino básico reflecte-se no facto de a taxa líquida de matrícula de raparigas no ensino primário ser inferior à taxa de alfabetização feminina. Ocholi observou que, em 1995, 25,09% das raparigas que deveriam ter-se matriculado na escola não o fizeram. Foi igualmente observado que, em 1995, a média das taxas de conclusão do ensino primário para rapazes e raparigas era de 56,3% e 43,7%, respetivamente. A maioria das raparigas abandona a escola devido à incapacidade de pagar os custos, entre outras razões (Ajayi, 1995).

No entanto, é hoje um segredo aberto que as mulheres da Nigéria estão atrasadas em termos de educação quando comparadas com os seus homólogos masculinos. De acordo com o recenseamento nacional da população de 1991, só as mulheres constituem 49,7% da população total, sendo 70% analfabetas. Descobriu-se também que 70% das mulheres nigerianas com 35 anos ou mais são analfabetas (Amazigbo in Nagess, 1995). Diz-se que o nível de analfabetismo é três vezes mais elevado nas zonas rurais do que nas zonas urbanas (Esere, 2001).

A relutância em aspirar é outro grande problema contra a educação das mulheres. Esta é a principal manifestação da má socialização africana, que tende a incutir nas mulheres a crença de que certas disciplinas e profissões são exclusivas dos homens. Ao mesmo tempo, a nossa socialização confina as mulheres a determinados papéis (por exemplo, cozinhar, fazer bebés, cuidar de bebés, cuidar da casa, etc.). Este estado de coisas é definitivamente uma negação da descoberta científica de que as mulheres não são intelectualmente inferiores aos homens. Isto deve-se ao facto de tanto os homens como as mulheres terem 42 cromossomas nos seus genes. Além disso, a ciência revelou que não há razões biológicas ou psicológicas inatas que impeçam as raparigas de se saírem tão bem como os rapazes, se lhes for dada a oportunidade e se tiverem a motivação adequada (Masha, 1994).

A resistência à progressão das mulheres num sistema patriarcal é mais uma manifestação das nossas práticas culturais que, de forma aberta e encoberta, interagem para impedir a progressão das mulheres, especialmente do ponto de vista educativo. Esta resistência é ainda mais gerada por impedimentos culturais impostos às mulheres pelos papéis tradicionais que lhes são atribuídos de dona de casa, mãe, ama, membro do sexo inferior, vítima de um género estereotipado, entre outros. Assim, afirma-se que os problemas de resistência ao progresso das mulheres têm uma base cultural e incluem os que são provocados por conflitos no trabalho de casa; ignorância por parte de muitos pais, crença errada de que a religião é contra a oferta de uma educação formal sólida às raparigas, estereótipos de género e estigmatização, constrangimentos socioeconómicos e atitudes pouco positivas de alguns pais (Nagees, 1995).

É pertinente notar, nesta conjuntura, que o maior acesso dos homens na Nigéria à educação do que o das mulheres tem consequências muito negativas para estas últimas. De facto, observou-se que esta situação pouco saudável é o principal fator responsável pela preponderância das mulheres em posições inferiores nas organizações de trabalho e em empregos menos remunerados. Por exemplo, Oladunni (1999) observou que as mulheres nigerianas se encontram predominantemente em profissões como o ensino, os serviços de enfermagem, a agricultura, a transformação de alimentos em pequena escala, as funções de secretariado, as funções de escriturário, a contagem de notas em bancos, as limpezas e as profissões de nível intermédio. Consequentemente, foi opinado que a maioria delas é, portanto, pobre, empobrecida e suscetível de ser atacada por uma série de doenças debilitantes, como a fístula vésico-virginal (FVV), etc.

Outros problemas contra a educação das mulheres incluem os problemas familiares na educação nigeriana, como a falta de fundos, instalações inadequadas, mão de obra inadequada, assédio sexual, expectativas sociais conflituosas, políticas governamentais e falta de vontade política para implementar todo o programa educacional (Ajayi, 1995).

O complexo de inferioridade que se observa nas mulheres nigerianas pode ser atribuído à influência da manipulação ambiental. Por exemplo, através do processo de socialização tradicional da sociedade africana típica, as mulheres são levadas a aceitar a profecia negativa, o estereótipo e a estigmatização de que são membros

de um sexo mais fraco. Atualmente, as forças que se combinam para dificultar a educação e o desenvolvimento das mulheres na Nigéria podem ser vistas, em termos gerais, como a negação do acesso à educação, o casamento precoce, o confinamento a uma vida solitária, a subjugação pela cultura para aceitarem escolhas que lhes são impostas, a discriminação e o assédio no trabalho, a privação de direitos políticos em relação a eleições e nomeações políticas e a exposição a ritos de luto cruéis aquando da morte do marido (Okebukola, 2004).

Implicações da falta de educação das mulheres

A quantidade e a qualidade da educação disponibilizada às mulheres nigerianas determinarão invariavelmente o ritmo de desenvolvimento das famílias nigerianas, das crianças dessas famílias e da nação nigeriana em geral. Foi observado que o que as mulheres nigerianas são hoje e o que serão amanhã depende dos planos que a Nigéria tem para as suas mulheres. A Nigéria anseia por cidadãos patriotas para desenvolver o seu potencial a nível político, económico, social e tecnológico. A concretização destes objectivos depende da oferta de uma educação funcional aos cidadãos, especialmente às mulheres que, enquanto mães, são as professoras da criança na sua primeira e última escola (ou seja, em casa). Assim, a menos que a própria mãe seja devidamente esclarecida, não poderá inculcar na criança o espírito e o princípio do verdadeiro patriotismo - um requisito básico para o desenvolvimento nacional. De acordo com Ajayi (1995), entre os factores que militam contra o desenvolvimento do espírito de verdadeiro patriotismo estão: a falta de ideologia nacional. Assim, argumenta-se que a Nigéria não pode desenvolver-se plenamente sem mães patrióticas e sinceramente empenhadas na formação dos jovens nas normas patrióticas. O espírito de verdadeiro patriotismo defende um valor sócio-ético que inclina o cidadão para o amor esclarecido e legítimo pelo seu lar, comunidade e terra natal.

Verificou-se também que a harmonia conjugal depende da compatibilidade académica/intelectual entre os casais. De acordo com Ugbede (1997), o conflito conjugal aumenta entre os casais que são incompatíveis do ponto de vista académico. Observou-se que as diferenças de educação entre os sexos agravam ainda mais as diferenças sociais e económicas entre marido e mulher. Por exemplo, os homens instruídos descobrem agora, para seu desgosto, que as suas esposas sem instrução são incapazes de se integrar na sua vida social e pública, no sentido em que essas esposas são incapazes de responder às exigências das novas ideias, do estatuto e das posições oficiais dos seus maridos (Agbakwuru, 2000).

Outra implicação das fracas oportunidades de educação para as mulheres é o envolvimento em actividades de baixa remuneração. Oladunni (1999) observou que, devido ao estereótipo social e à estigmatização de certas profissões e assuntos como sendo exclusivos dos homens e ou das mulheres, a maioria das mulheres nigerianas foi forçada a empregos menos remunerados, como o ensino, serviços de enfermagem, agricultura, processamento de alimentos em pequena escala, tarefas de secretariado, tarefas de escritório, contagem de notas em bancos, limpeza e ocupações profissionais de nível médio. Foi assim afirmado que um dos efeitos desta situação é o facto de a maioria destas mulheres serem pobres e empobrecidas. Este facto é fundamental, tendo em conta que existe uma relação entre o nível de educação e a pobreza, sendo a maioria das mulheres analfabetas mais pobres do que as suas congéneres com educação. De acordo com Agbakwuru (2002a), a educação dota a pessoa de competências comercializáveis, tirando-a assim da situação de pobreza. Essencialmente, através da educação, o indivíduo aprende bons hábitos de saúde, princípios e práticas que promovem uma vida saudável e a longevidade, bem como adquire competências comercializáveis que conferem poder económico aos instruídos (Masha, 1994).

Síntese da revisão da literatura relacionada

A partir da apresentação deste documento, torna-se claro que as mulheres da área de estudo estão em desvantagem educacional em termos de acessibilidade à educação formal, participação na formulação e implementação de políticas, especialmente no sector da educação. Também se pode deduzir que, devido ao nosso processo de socialização tradicional, as mulheres foram levadas a acreditar que aspirar a um nível de escolaridade mais elevado é insignificante. Afinal de contas, a educação das mulheres termina na cozinha. Os problemas contra a educação das mulheres são muitos, mas podem ser resumidos em três grandes rubricas, nomeadamente: acesso restrito à educação, relutância em aspirar e resistência à progressão das mulheres num sistema patriarcal.

METODOLOGIA

Quadro teórico/concetual

A revisão da literatura fornece o quadro concetual para este estudo, tendo resumido que as teorias sociais prevalecentes sobre a desigualdade de género explicam ou porque é que as mulheres estão subordinadas aos homens ou os processos e práticas que mantêm esta subordinação. O atual quadro de análise é mais abrangente do que qualquer uma das duas abordagens individuais, porque considera o problema específico deste estudo tanto em termos de como como e porquê ocorre. Também analisa a situação etíope no contexto africano com base em dois pressupostos: em primeiro lugar, uma vez que a Etiópia é uma nação subsariana, a maior parte das suas experiências em matéria de quedas de mulheres são semelhantes às de outros países da África Subsariana. E, em segundo lugar, a utilização das experiências de diferentes países proporcionará amplas perspectivas para analisar as razões e os processos que interrompem a escolaridade das raparigas em diferentes regiões da Etiópia. Há muito poucos estudos sobre o desperdício na educação das raparigas na Etiópia, mas os resultados relatados são semelhantes a outra literatura sobre países em desenvolvimento em geral e sobre a África Subsariana em particular. O estudo do problema atual a partir de perspectivas mais amplas exige uma metodologia de investigação compatível. Isto é demonstrado graficamente da seguinte forma:

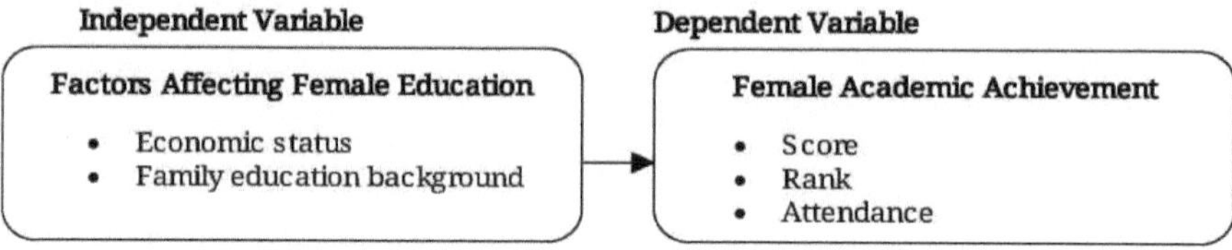

Figura A: Mostra o Quadro TeóricoZConceptual de Variáveis

Operacionalização

Factores que afectam a educação das mulheres

Esta é a variável independente do estudo e foi operacionalizada da seguinte forma

Situação económica

Este é definido em termos de contexto económico dos estudantes; e é definido em termos de rendimento familiar por mês. Este fator foi medido da seguinte forma:

Escala	Rendimento familiar por mês	Descrição
1	Inferior a 300	Estatuto económico muito

		baixo
2	300-500	Estatuto económico baixo
3	501-700	Situação económica moderada
4	701-900	Estatuto económico elevado
5	901 e superior	Estatuto económico muito elevado

Tabela 1: Operacionalização do estatuto económico

Habilitações académicas dos pais

Este é definido em termos do nível máximo de escolaridade da família dos alunos. Foi operacionalizado da seguinte forma:

Escala	Nível de escolaridade dos pais	Descrição
1	Conclusão do ensino primário	Formação académica muito baixa
2	Conclusão do ensino básico	Baixa escolaridade
3	Conclusão do ensino secundário	Formação académica moderada
4	Resultados do ensino preparatório	Formação académica elevada
5	Conclusão do ensino superior	Formação académica muito elevada

Tabela 2: Operacionalização da educação dos pais

Sucesso Académico Feminino

Esta representa a variável dependente do estudo e será definida em termos de pontuação e classificação das alunas. Foi operacionalizada da seguinte forma :

Pontuação

Este valor é definido como a pontuação que as alunas registam em 100%. Foi medida da seguinte forma:

Escala	Pontuação em percentagem	Descrição
1	Percentagem inferior a 49	Falha
2	50-59 percentagem	Necessidade de melhoria
3	60-79 percentagem	Satisfatório
4	Percentagem de 80-89	Muito bom
5	90-100	Excelente

Tabela 3: Operacionalização da pontuação

Classificação

É a classificação global das alunas na escola. Esta classificação será medida da seguinte forma, em função do número de alunos da turma (40 alunos, no caso)

Escala	Classificação	Descrição
1	16 anos ou mais	Muito pobre
2	12-15	Pobreza
3	8-11	Média
4	4-7	Em pé
5	1-3	Classificação muito elevada

Tabela 4: Operacionalização da classificação

Presença

A assiduidade é definida em termos do número de dias em que os alunos faltaram às aulas por ano. Esta foi medida da seguinte forma:

Escala	Medição da assiduidade	Descrição
1	21 dias ou mais / ano	Participação muito fraca
2	16-20 dias / ano	Falta de assiduidade
3	11-15 dias / ano	Presença média
4	5-10 dias / ano	Boa assiduidade

5	Menos de 5 dias/ano	Muito bom atendimento

Tabela 5: Operacionalização da assiduidade

Local do estudo

O estudo foi realizado na escola primária Durame Ketema Fulasa Deketa, na zona de Kenbata. A escola tem atualmente 620 alunos, o que é conhecido pelo elevado número de alunos matriculados em comparação com outras escolas primárias da cidade.

InvestigaçãoConcepção

Trata-se de uma investigação de inquérito com recurso a um inquérito correlacional. Por conseguinte, a investigação utilizou procedimentos adequados dos métodos de investigação correspondentes na conceção do estudo.

Método de recolha de dados

Instrumentação

O instrumento a utilizar para recolher dados primários foi um questionário pessoal com base em questionários estruturados; o questionário foi preparado para conter informações relativas aos objectivos da investigação.

Procedimento de amostragem

Esta investigação segue a técnica de amostragem aleatória simples. Esta amostragem foi efectuada através da identificação de estudantes do sexo feminino do 1º ao 8º ano. Isto baseia-se no facto de as alunas dessa escola terem mais informações sobre o tema que a investigadora estudou. O tamanho total da amostragem deste inquérito é de 64 alunas e 8 professores de turma.

Método de análise de dados

Os dados foram analisados de acordo com cada objetivo da seguinte forma:

1.   Os objectivos um e dois foram analisados utilizando estatísticas descritivas, ou seja, uma percentagem.

2.   O terceiro objetivo foi analisado através de estatísticas correlacionais que descrevem a relação derivada entre as variáveis independentes e dependentes.

Considerações sociais e éticas

Desde a visita à área de estudo até à conclusão do mesmo, o investigador manteve uma boa relação com os membros da comunidade no estudo, o que foi feito, em primeiro lugar, respeitando cada indivíduo que apoiou o investigador dando informações e actuando localmente. O investigador não fez nada que violasse a sua cultura e normas.

RESULTADOS E CONCLUSÕES

Os factores que afectam a educação das mulheres e os seus resultados académicos são as principais variáveis que serão analisadas nesta parte. Para o efeito, o investigador recolheu dados de 64 inquiridos da área de estudo.

Factores que afectam a educação das mulheres

Esta é a variável independente do estudo e será analisada em termos de estatuto económico e de habilitações literárias dos pais.

Situação económica

O estatuto económico é o principal fator que afecta o rendimento académico das mulheres. Com base nos dados recolhidos junto dos inquiridos, 17 (26,56%) dos inquiridos responderam que têm baixos rendimentos; seguidos de 16 (25%) dos inquiridos que responderam que têm um estatuto económico muito baixo. 15 (23,44%) dos inquiridos responderam que têm um estatuto económico elevado. 12 (18,75%) dos inquiridos responderam que têm um estatuto económico moderado. Apenas 4 (6,25%) dos inquiridos responderam que têm um estatuto económico muito elevado.

Isto revela que a maioria dos agregados familiares na área de estudo não se encontra nos melhores escalões económicos em termos do seu rendimento mensal. Isto significa que a maior parte da comunidade em torno da área de estudo é caracterizada por um baixo estatuto económico.

Isto mostra que, uma vez que a comunidade tem um estatuto económico baixo, as estudantes do sexo feminino não conseguem ter um bom desempenho na sua academia, porque as mulheres são o membro da família que trabalha arduamente para sustentar a família. Isto também mostra que os membros da família são forçados a usar os seus filhos para trabalhar em diferentes tarefas, uma vez que não estão numa situação em que possam contratar mão de obra externa.

Escala	Rendimento familiar por mês	Resp.	%	Descrição
1	Inferior a 300	16	25	Estatuto económico muito baixo
2	300-500	17	26.56	Estatuto económico baixo
3	501-700	12	18.75	Situação económica moderada
4	701-900	15	23.44	Estatuto económico elevado
5	901 e superior	4	6.25	Estatuto económico muito elevado
		64	100	

Quadro 6: Situação económica

Habilitações académicas dos pais

As habilitações académicas dos pais são apresentadas no quadro 7. Com base nos resultados apresentados, 20(31,25%) dos inquiridos responderam que têm habilitações literárias muito baixas; seguidos de 16(25%) dos inquiridos que têm habilitações literárias moderadas. 13(20,31%) dos inquiridos responderam que têm habilitações literárias baixas. 10(15,63%) dos inquiridos responderam que têm habilitações literárias elevadas. Apenas 5 (7,81%) dos inquiridos responderam que possuem habilitações académicas muito elevadas.

Isto significa que a maioria dos inquiridos de cada agregado familiar concordou que não tem uma boa formação académica. O que significa que a maioria das famílias na área de estudo não tem um melhor desempenho escolar.

É óbvio que os pais que têm um melhor nível de educação são sempre mais corajosos do que os que não têm educação para mandar os seus filhos para a escola. Por conseguinte, uma vez que as famílias da área de estudo não têm um bom nível de educação, não estão em condições de mandar as suas filhas para a escola. Isto porque não têm conhecimentos sobre o desempenho académico das alunas.

Escala	Nível de escolaridade dos pais	Resp.	%	Descrição
1	Conclusão do ensino primário	20	31.25	Formação académica muito reduzida
2	Conclusão do ensino básico	13	20.31	Baixa escolaridade
3	Ensino secundário	16	25	Formação académica moderada
4	Resultados do ensino preparatório	10	15.63	Formação académica elevada
5	Conclusão do ensino superior	5	7.81	Formação académica muito elevada
Total		64	100	

Quadro 7: Educação dos pais

Sucesso Académico Feminino

A educação feminina é representada pela variável dependente do estudo e será analisada em termos de pontuação e classificação da seguinte forma :

Pontuação

A pontuação é apresentada na tabela 8. Com base nos resultados apresentados, 19 (29,69%) dos inquiridos responderam que obtiveram uma classificação de insucesso, que é inferior a 49%; seguidos de 18 (28,13%) dos inquiridos que obtiveram uma classificação que necessita de ser melhorada (5059%). 17 (26,56%) dos inquiridos responderam que têm uma classificação satisfatória. 7(10,93%) dos inquiridos responderam que estão a obter uma classificação muito boa. Apenas 3 (4,69%) dos inquiridos responderam que estão a ter uma classificação excelente.

Isto significa que a maioria dos inquiridos respondeu que as estudantes do sexo feminino que estão a aprender atualmente não estão a ter melhores resultados na sua educação. O que significa que as estudantes do sexo feminino não estão a ter um melhor desempenho na sua educação.

Isto mostrou que diferentes factores estão a afetar o rendimento académico das mulheres, fazendo com que não tenham um bom desempenho na sua academia. Também se verificou que os antecedentes educativos e o estatuto económico da família afectam o rendimento académico das estudantes.

Escala	Pontuação em percentagem	Resp.	%	Descrição
1	Percentagem inferior a 49	19	29.69	Falha
2	50-59 percentagem	18	28.13	Necessidade de melhoria
3	60-79 percentagem	17	26.56	Satisfatório
4	Percentagem de 80-89	7	10.93	Muito bom
5	90-100	3	4.69	Excelente
Total		64	100	

Quadro8:Pontuação

Classificação

A classificação é apresentada na tabela 9. Com base nos resultados apresentados, 17 (26,56%) dos inquiridos = responderam que a maioria das alunas da escola tem uma classificação muito má; seguidos de 16 (25%) dos inquiridos que responderam que as alunas têm uma boa classificação na = escola. 15(23,44%) dos inquiridos responderam que as alunas têm um desempenho fraco. 10(15,62%) dos = inquiridos responderam que têm um desempenho = excelente. Apenas =(9,38%) dos = inquiridos responderam que as alunas têm um desempenho muito =excelente.

Isto significa que a maioria dos inquiridos respondeu que as estudantes do sexo feminino não se destacam no seu desempenho académico. Isto significa que o seu desempenho académico é inferior ao dos estudantes do sexo masculino.

Isto mostra que, devido a factores que impedem os alunos de terem um melhor desempenho, a maioria das = alunas da área de estudo não conseguiu obter uma nota excelente. Isto também mostrou que = as alunas não se destacam na sua classe.

Escala	Classificação	Resp.	%	Descrição
1	16 anos ou mais	17	26.56	Muito pobre
2	12-15	15	23.44	Pobreza
3	8-11	16	25	Média
4	4-7	10	15.62	Em pé
5	1-3	6	9.38	Classificação muito elevada
Total		64	100	

Quadro 9: Classificação

Presença

A assiduidade é apresentada na tabela 10. Com base nos resultados apresentados, 19 (29,69%) dos inquiridos responderam que as alunas têm uma assiduidade muito fraca na sua escola; seguidos de 17 (26,55%) dos inquiridos que responderam que têm uma assiduidade média nas aulas. 14 (21,88%) dos inquiridos responderam que têm uma fraca assiduidade às aulas. 8(12,5%) dos inquiridos responderam que têm uma assiduidade elevada. Apenas 6 (9,38%) dos inquiridos têm uma assiduidade muito elevada.

Isto significa que a maioria dos inquiridos respondeu que as alunas não frequentam a escola regularmente. O que também significa que a participação das alunas é muito baixa quando comparada com a dos alunos em termos de assiduidade.

Isto mostra que, devido à situação económica da família, as alunas não frequentam as aulas regularmente. Isto deve-se ao facto de a família não estar em condições de contratar outros trabalhadores para trabalhos diferentes, pelo que recorre às alunas.

Escala	Medição da assiduidade	Resp.	%	Descrição
1	21 dias ou mais / ano	14	21.88	Participação muito fraca
2	16-20 dias / ano	19	29.69	Falta de assiduidade
3	11-15 dias / ano	17	26.55	Presença média

4	5-10 dias / ano	8	12.5	Elevada assiduidade
5	Menos de 5 dias/ano	6	9.38	Assiduidade muito elevada
Total		64	100	

Quadro 10: Assiduidade

Relação entre variáveis independentes e dependentes

A relação entre os factores que afectam a educação das mulheres e o seu desempenho académico é a parte principal e fundamental do estudo. O quadro seguinte apresenta a correlação de Pearson das variáveis:

Variável independente	Variável independente		
	Pontuação	Classificação	Presença
Situação económica	.716**	.741**	.626**
Educação familiar	.907**	.954**	.687**

**. A correlação é significativa ao nível de 0,01 (bicaudal)

A estatística que foi utilizada para correlacionar os dados é a Pearson. O número positivo (.716**, .741**, .626**, .907**, .954** e .687**) mostra que existe uma relação direta entre as variáveis independentes e dependentes.

Se a família tiver um estatuto económico elevado, os alunos terão todas as facilidades e, para que tenham boas notas e uma boa classificação e frequentem regularmente a escola, o aspeto negativo funcionará de forma oposta.

Quando o membro mais elevado da família é educado, a sua opinião sobre a educação das mulheres melhora e, por isso, elas têm boas notas, melhor classificação e assiduidade regular na escola.

A avaliação das hipóteses é

Com base na análise da relação feita no objetivo três, indica-se que as variáveis independentes e dependentes têm uma relação direta. Por conseguinte, rejeita-se a hipótese de que não existe relação entre os factores que afectam a educação feminina e o rendimento académico das mulheres. Porque existe uma relação direta entre os factores que afectam a educação feminina e o rendimento académico das mulheres.

RESUMO, CONCLUSÃO E RECOMENDAÇÃO

Resumo do estudo

O estatuto económico é o principal fator que afecta o rendimento académico das mulheres. Com base nos dados recolhidos junto dos inquiridos, 17 (26,56%) dos inquiridos responderam que têm baixos rendimentos. Apenas 4 (6,25%) dos inquiridos responderam que têm um estatuto económico muito elevado. Isto significa que a maior parte da comunidade em torno da área de estudo se caracteriza por um baixo estatuto económico.

As habilitações literárias dos pais são apresentadas no quadro 7. Com base no resultado apresentado, 20 (31,25%) dos inquiridos responderam que têm habilitações literárias muito baixas

Apenas 5 (7,81%) dos inquiridos responderam que possuem habilitações académicas muito elevadas.

O que significa que a maior parte das famílias da área de estudo não tem melhores resultados escolares.

A pontuação é apresentada na tabela 8. Com base no resultado apresentado, 19 (29,69%) dos inquiridos responderam que estão a obter uma classificação de insucesso, o que é inferior a 49%. Apenas 3 (4,69%) dos inquiridos responderam que têm um desempenho excelente. O que significa que as estudantes do sexo feminino não estão a ter um melhor desempenho na sua educação.

A classificação é apresentada na tabela 9. Com base nos resultados apresentados, 17 (26,56%) dos inquiridos responderam que a maioria das alunas da escola tem uma classificação muito fraca. Apenas 6 (9,38%) dos inquiridos responderam que as alunas têm um desempenho muito bom. Isto significa que o seu desempenho académico é inferior ao dos alunos do sexo masculino.

A assiduidade é apresentada na tabela 10. Com base nos resultados apresentados, 19 (29,69%) dos inquiridos responderam que as alunas têm uma assiduidade muito fraca na escola

Apenas 6 (9,38%) dos inquiridos têm uma assiduidade muito elevada. O que também significa que a participação das estudantes do sexo feminino é muito baixa quando comparada com a dos estudantes do sexo masculino em termos de assiduidade.

Conclusão do estudo

O resultado dos antecedentes económicos mostrou que, uma vez que a comunidade se encontra numa situação económica baixa, as estudantes do sexo feminino não puderam frequentar a sua academia, porque as mulheres são o membro da família que trabalha arduamente para sustentar a família. Isto também mostra que os membros da família são forçados a usar os seus filhos para trabalhar em diferentes tarefas, uma vez que não estão numa situação em que possam contratar mão de obra externa. Isto revela que a maioria dos agregados familiares na área de estudo não se encontra nos melhores escalões económicos em termos de rendimento mensal.

Os resultados relativos ao nível de escolaridade mostraram que os pais que têm um melhor nível de escolaridade são sempre mais corajosos do que os que não têm. Por conseguinte, uma vez que as famílias da área de estudo não têm um bom nível de educação, não estão em condições de mandar as suas filhas para a escola. Isto porque não têm conhecimentos sobre o desempenho académico das alunas. Isto significa que a maioria dos inquiridos de cada agregado familiar concordou que não tem uma boa formação académica.

O resultado da pontuação das alunas mostrou que diferentes factores estão a afetar o seu desempenho académico, de modo que elas não conseguem ter um bom desempenho na sua academia. Isto também mostrou que o contexto educacional da família e o seu estatuto económico afectam o desempenho académico das estudantes. Isto significa que a maioria dos inquiridos respondeu que as alunas que estão a aprender atualmente não estão a ter um melhor desempenho escolar

O resultado da classificação das alunas mostrou que, devido a factores que impedem os alunos de terem um melhor desempenho, a maioria das alunas da área de estudo não conseguiu obter uma classificação excelente. Isto também mostra que as alunas não se destacam na sua classificação. Isto significa que a maioria dos inquiridos respondeu que as alunas não se destacam no seu desempenho académico.

O resultado da frequência das alunas mostrou que, devido à situação económica da família, as alunas não frequentam as aulas regularmente. Isto deve-se ao facto de a família não estar em condições de contratar outros trabalhadores para diferentes tarefas, pelo que recorre às alunas. Isto significa que a maioria dos inquiridos respondeu que as alunas não frequentam a escola regularmente.

Recomendação do estudo

Os resultados mostraram que o maior número de comunidades da zona não tem uma boa situação económica. Por conseguinte, os líderes locais da kebele devem prestar atenção à forma de relacionar os membros com organizações de concessão de crédito como a Omo Micro Finance.

A própria comunidade deveria aproveitar a oportunidade oferecida pelo governo para obter créditos sem juros, a fim de manter o seu nível de vida e terminar a escolaridade dos seus filhos.

Os resultados mostraram que a maior parte das famílias da zona não tem boas habilitações literárias. Por conseguinte, as famílias menos instruídas devem participar nas actividades de educação comunitária, a fim de conhecerem as vantagens de enviar os filhos para a escola.

Os resultados mostraram que as alunas se caracterizam por terem menos notas e menos classificações. Por conseguinte, as alunas devem aumentar o seu tempo de estudo depois das aulas.

Os resultados mostraram que a maioria das alunas tem uma assiduidade muito fraca no que diz respeito à regularidade com que vêm à aula. Por conseguinte, os professores da sala de aula devem acompanhar o estado das alunas e aconselhá-las sobre a forma como podem melhorar a sua assiduidade

Se a situação dos alunos não se alterar, o professor deve chamar as famílias à escola e discutir a razão do atraso dos alunos e a solução a adotar.

Todas as partes interessadas nos assuntos das mulheres e no desenvolvimento devem concentrar-se na oferta de educação formal às mulheres, bem como na melhoria das suas condições de trabalho, facilitando simultaneamente o seu acesso a recursos como a terra, o crédito e a tecnologia, como forma de reduzir o desemprego/subemprego entre as mulheres.

Literatura citada

Agbakwuru, C. (2002). O papel do ensino primário na promoção da integração e coesão nacionais. Knowledge Review 1(2), 15-23.

Agbakwuru, C. (2000). O papel do pessoal escolar na redução das taxas de abandono escolar no sistema U.B.E.. InternationalJournal of life long education 4 (5) 53-64.

Ajayi, K. (1995). Educação para a autossuficiência. In K. Ajayi (Ed.) reflections on the Nigeria education system. A perspetiva de um reitor de faculdade Abeokuta: Osiele Consult Service.

Esere, M. O. (2001). Women empowerment and its challenges to gender counselling. J ournal of Counselling and HumanDevelopment 1(1), 16-31.

Imogie, A. I. (2002). Aconselhamento para a Qualidade. Assurance in education: Um discurso de abertura na 26th Conferência Anual da Associação de Aconselhamento da Nigéria realizada na Universidade de Benin, agosto de 2002.

Masha, G. I. (1994). O acesso das mulheres à educação. Questões de tradição e cultura. Trabalho apresentado na Conferência Nacional sobre Educação, Kano State College of Education, Kano.

Nagees, H.A.Z. (1995). The empowerment of females through education: A perspetiva nigeriana. Trabalho apresentado na primeira conferência nacional da associação nacional de mulheres em escolas superiores de educação, realizada no Instituto Nacional de Professores, Kaduna, agosto de 1995.

Ocholi, E. F. (2002). A criança do sexo feminino é vulnerável no acesso a uma educação de qualidade: Counselling intervention for gender equality. Trabalho apresentado na 26th conferência anual da associação de aconselhamento da Nigéria, realizada na Universidade de Benin, agosto de 2002.

Okebukola, P. (2004). Module 8 instructional guide retrieved on 8th April, 2004 from www.nucvihep.net: students: access and equity issues.

Oladunni, E. B. I. (1999). The dimensions of poverty in Nigeria: spatial, setorial, gender, dimensions Bullion: publication of the Central Bank of Nigeria 23(4), 17-30.

Oniye, A. O. (1993). Hábitos de estudo, motivação para a realização e resultados académicos dos estudantes da área governamental local de Asa, Estado de Kwara. Tese de mestrado não publicada.

Departamento de Orientação e Aconselhamento Educacional, Universidade de Ilorin, Ilorin.

Appendix I

QUESTIONÁRIOS

1.   Por favor, indique o número de estudantes do sexo feminino na sua escola inferior a 50

50-100

101-150

151-200

201 e superior

2.   Por favor, indique, assinalando, a situação da assiduidade das alunas nas aulas, de entre as seguintes

Menos de 5 dias de absentismo por ano

5-10 dias de ausência

11-15 dias

16-20 dias

21 anos ou mais

3.   Por favor, assinale com um X o grau em que as alunas obtêm mais resultados

Percentagem inferior a 49

50-59 percentagem

60-79 percentagem

80-89 percentagem

90-100

4.   Por favor, assinale com um X a classificação das estudantes do sexo feminino nesta escola

16 anos ou mais

12-15

8-11

4-7

1-3

5.   Por favor, assinale o nível de frequência dos alunos de entre os seguintes

21 dias ou mais / ano

16-20 dias / ano

11-15 dias / ano

5-10 dias / ano

Menos de 5 dias/ano

AppendixII

Correlations

		ECONOMIC STATUS	PARENTS EDUCATION	SCORE	RANK	ATTENDANCE
ECONOMIC STATUS	Pearson Correlation	1	.683**	.716**	.741**	.626**
	Sig. (2-tailed)		.000	.000	.000	.000
	N	64	64	64	64	64
PARENTS EDUCATION	Pearson Correlation	.683**	1	.907**	.954**	.687**
	Sig. (2-tailed)	.000		.000	.000	.000
	N	64	64	64	64	64
SCORE	Pearson Correlation	.716**	.907**	1	.984**	.922**
	Sig. (2-tailed)	.000	.000		.000	.000
	N	64	64	64	64	64
RANK	Pearson Correlation	.741**	.954**	.984**	1	.871**
	Sig. (2-tailed)	.000	.000	.000		.000
	N	64	64	64	64	64
ATTENDANCE	Pearson Correlation	.626**	.687**	.922**	.871**	1
	Sig. (2-tailed)	.000	.000	.000	.000	
	N	64	64	64	64	64

**. Correlation is significant at the 0.01 level (2-tailed).

Statistics

		ECONOMIC STATUS	PARENTS EDUCATION	SCORE	RANK	ATTENDANCE
N	Valid	64	64	64	64	64
	Missing	0	0	0	0	0
Mean		12.9375	12.9219	12.9531	12.9063	12.9063
Std. Error of Mean		.58115	.63750	.81358	.51789	.63022
Median		15.0000	13.0000	17.0000	15.0000	14.0000
Mode		12.00[a]	10.00[a]	7.00[a]	10.00[a]	8.00[a]
Std. Deviation		4.64920	5.09997	6.50867	4.14315	5.04179
Variance		21.615	26.010	42.363	17.166	25.420
Percentiles	100	17.0000	20.0000	19.0000	17.0000	19.0000

a. Multiple modes exist. The smallest value is shown

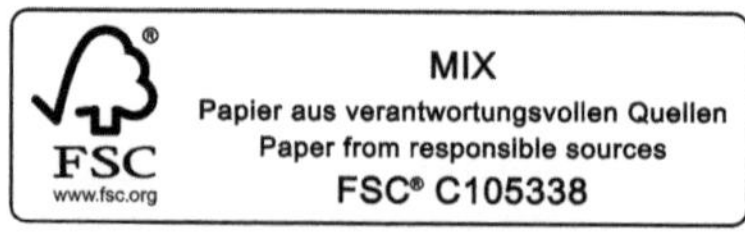

Printed by Books on Demand GmbH, Norderstedt / Germany